RECETARIO DE RECETAS CONTRA EL CÁNCER PARA PRINCIPIANTES

Cocinar para la comodidad y la fuerza, y recetas sabrosas para impulsar su viaje de curación. (Edición 2024)

Kerry O. Smith

DERECHOS DE AUTOR

Derechos de autor de © Kerry O. Smith 2024. Todos los derechos reservados.

TABLA DE CONTENIDOS

INTRODUCCIÓN

Considere esto: el diagnóstico golpea como una ola rebelde, rasgando la alfombra debajo de sus pies. Cáncer. La frase cuelga pesadamente, proyectando una sombra sobre cada comida, cada bocado. La comida, que antes era una fuente de deleite, de repente se ha convertido en un campo de batalla. ¿Qué puedes comer? ¿Qué se debe evitar? ¿Por dónde empezar?

Conoce a Kate. Cuando le diagnosticaron cáncer de mama a la edad de 38 años, su mundo se limitó a batas de hospital y bandejas estériles.

La idea de prepararse, y mucho menos de disfrutar de una comida, era intimidante. A pesar de la ansiedad, se encendió una pequeña chispa de desafío. La comida no sería el adversario, sino su arma.

Kate se embarcó en una misión de descubrimiento, impulsada por su compromiso. Revisó montones de datos, separando los mitos de las verdades y las dietas de moda de los consejos basados en la evidencia. Poco a poco, surgió un nuevo enfoque: sin restricciones, solo una animada sinfonía de sabores y nutrientes.

Este libro de cocina es el legado de Kate, que demuestra el poder de las comidas sabrosas y nutritivas durante el tratamiento contra el cáncer. Es más que una simple recopilación de recetas; Es una guía para recuperar la cocina, el apetito y la sensación de control.

Independientemente de tus restricciones dietéticas, preferencias o experiencia culinaria, en estas páginas encontrarás:

- Recetas fáciles y sabrosas: Olvídese de la insípida comida del hospital. Cada plato es una celebración del sabor, diseñado para tentar tus sentidos y nutrir tu cuerpo.

- Guía para principiantes: Tanto si eres un chef experimentado como un novato en la cocina, las instrucciones claras y los consejos útiles te permitirán preparar deliciosas comidas en un abrir y cerrar de ojos.

- Información específica sobre el cáncer: Conozca el papel de ingredientes específicos para apoyar su bienestar durante el tratamiento.

- Esperanza e inspiración: la historia de Kate y las de otros supervivientes entretejidas a lo largo del libro te recuerdan que no estás solo.

Acepta la comida como un aliado, no como un enemigo. Permita que este libro de cocina lo lleve a un viaje de deliciosos descubrimientos, lo que le permitirá sanar su cuerpo y espíritu mientras recupera la alegría con cada comida. Esto es más que un simple libro de cocina; Es un llamado a prosperar, a pesar del diagnóstico y las limitaciones.

Cómo los alimentos nutritivos pueden desempeñar un papel importante en el control del cáncer y en el apoyo a su bienestar durante el tratamiento

1. Estimular su sistema inmunológico: Los tratamientos contra el cáncer pueden debilitar su sistema inmunológico, haciéndolo más susceptible a las infecciones. Los alimentos ricos en vitaminas, minerales y antioxidantes, como las frutas, las verduras y los cereales integrales, ayudan a fortalecer la respuesta inmunitaria, lo que permite al cuerpo combatir mejor las enfermedades.

2. Reducir la inflamación: La inflamación crónica está relacionada con varios tipos de cáncer y puede empeorar algunos efectos secundarios. Los alimentos antiinflamatorios como las bayas, los pescados grasos y las verduras de hoja verde pueden ayudar a reducir la inflamación, lo que puede beneficiar tanto a su salud general como a su experiencia con el tratamiento.

3. Manejo de los efectos secundarios: Muchos tratamientos contra el cáncer causan efectos secundarios como fatiga, náuseas y diarrea. Ciertos alimentos pueden ayudar a aliviar estos síntomas. Por ejemplo, el jengibre puede aliviar las náuseas, mientras que el yogur con probióticos puede ayudar a la digestión. Su equipo de atención médica o un dietista registrado pueden sugerir opciones dietéticas específicas para controlar sus efectos secundarios particulares.

4. Construcción y reparación de tejidos: El tratamiento puede dañar los tejidos sanos, lo que hace que las proteínas sean cruciales para la curación y la recuperación. Las fuentes de proteínas magras como el pescado, los frijoles y las aves de corral proporcionan los componentes básicos que su cuerpo necesita para reconstruirse y repararse a sí mismo.

5. Mantener los niveles de energía: Sentirse fatigado es común durante el tratamiento contra el cáncer. Elegir carbohidratos complejos como los cereales integrales y las batatas proporciona energía sostenida, lo que te ayuda a sentirte más activo y comprometido durante todo el día.

6. Mejorar el bienestar mental: Comer alimentos nutritivos puede contribuir a su bienestar general, incluida su salud mental. Tomar decisiones saludables y disfrutar de comidas sabrosas puede ser una forma de cuidado personal, que mejora su estado de ánimo y su sentido de control durante un momento difícil.

LAS RECETAS

DESAYUNO

1. Batido de energía tropical

Porciones: 1

Tiempo de preparación: 5 minutos

Ingredientes:

- 1 taza de bayas mixtas congeladas (mango, piña, fresa)
- 1/2 plátano, maduro y pelado
- 1/2 taza de yogur griego natural
- 1/4 taza de leche vegetal sin azúcar (almendras, coco, avena)

- 1 cucharada de proteína en polvo (opcional)
- 1/4 taza de espinacas (empaquetadas)
- 1/2 cucharadita de jengibre molido
- 1/4 cucharadita de cúrcuma molida
- Pizca de canela
- Cubitos de hielo (opcional)

Instrucciones:

➤ Combine todos los ingredientes en una licuadora y mezcle hasta que quede suave. Agregue cubitos de hielo para obtener una consistencia más espesa, si lo desea.

➤ ¡Disfrútalo de inmediato!

Información Nutricional:

Calorías: 250-300 (sin proteína en polvo)

Proteína: 15-20g (con proteína en polvo)

Hidratos de carbono: 30-35g

Grasas: 5-10g

Fibra: 3-4g

Vitaminas: A, C, E, K

Minerales: Potasio, Magnesio, Calcio

Preferencia adicional
Siéntase libre de sustituir la fruta congelada por fruta fresca con el mismo volumen.
Use diferentes sabores de yogur griego o agregue extracto de vainilla para obtener un sabor más dulce.

> Agregue semillas de chía o semillas de lino para obtener fibra adicional y ácidos grasos omega-3.

2. Huevos revueltos con espinacas y queso feta

Porciones: 1

Tiempo de preparación: 10 minutos

Ingredientes:

- 2 huevos grandes
- 1 cucharada de leche (láctea o vegetal)
- 1/4 taza de espinacas picadas
- 1/4 taza de queso feta desmenuzado
- 1/4 cucharadita de aceite de oliva
- Sal y pimienta al gusto

Instrucciones:

➤ Batir los huevos y la leche en un tazón.

➤ Calienta el aceite de oliva en una sartén antiadherente a fuego medio.

➤ Agregue las espinacas y cocine hasta que se ablanden.

➤ Vierta la mezcla de huevo y revuelva suavemente hasta que esté casi cuajado.

➤ Agregue el queso feta y sazone con sal y pimienta al gusto.

➤ Sirva inmediatamente con tostadas integrales o fruta.

<table>
<tr><td colspan="2">Información Nutricional:</td></tr>
</table>

Calorías: 250-300

Proteína: 20g

Hidratos de carbono: 10-15g

Grasas: 10-15 g (dependiendo del aceite de oliva y el queso feta)

Vitaminas: A, B12, D, E

Minerales: Hierro, Calcio, Zinc

Preferencia adicional
Agregue verduras picadas como cebollas, pimientos o champiñones para obtener más sabor y nutrientes.
Use queso feta bajo en grasa o sin grasa para reducir el contenido de grasas saturadas.

> Sirva con aderezos adicionales como rodajas de aguacate o hierbas frescas picadas.

3.   Tofu revuelto con cúrcuma y verduras

Porciones: 1

Tiempo de preparación: 5 minutos

Tiempo de cocción: 10-15 minutos

Ingredientes:

- 1 bloque de tofu firme, escurrido y prensado
- 1/4 taza de pimiento rojo cortado en cubitos
- 1/4 taza de cebolla picada
- 1/4 taza de espinacas picadas

- 1/2 cucharadita de cúrcuma
- 1/4 cucharadita de jengibre molido
- Una pizca de sal y pimienta
- 1 cucharada de aceite de oliva

Instrucciones:

➢ Desmenuza el tofu en trozos pequeños.

➢ Calienta el aceite de oliva en una sartén antiadherente a fuego medio.

➢ Agregue el pimiento morrón y la cebolla y cocine hasta que se ablanden.

➢ Agregue las espinacas, la cúrcuma y el jengibre y cocine por un minuto más.

➢ Agregue el tofu desmenuzado y cocine hasta que esté bien caliente.

➢ Sazone con sal y pimienta al gusto.

Información Nutricional:

Calorías: 250-300

Proteína: 20g

Hidratos de carbono: 20g

Grasas: 10g

Fibra: 5g

Vitaminas: C, K, B12

Minerales: Hierro, Calcio, Magnesio

Preferencia adicional
Agregue tomate cortado en cubitos, champiñones picados u otras verduras para obtener más variedad.
Use levadura nutricional para obtener un sabor a queso o sirva con queso vegano desmenuzado.
Cubra con hierbas frescas picadas como cilantro o perejil.

4.   Tostada de Boniato con Aguacate y Brotes

Porciones: 1

Tiempo de preparación: 5 minutos

Tiempo de cocción: 20-25 minutos para la batata

Ingredientes:

- 1 camote mediano, cortado en rodajas gruesas
- 1/2 aguacate, machacado
- 1/4 taza de brotes de semillas de girasol
- Una pizca de sal y pimienta

Instrucciones:

➢ Precaliente el horno a 400 ° F (200 ° C).

➢ Coloque las rodajas de camote en una bandeja para hornear y hornee durante 20-25 minutos, o hasta que estén tiernas.

➢ Mientras se hornea la batata, triture el aguacate con sal y pimienta.

➢ Unte el puré de aguacate sobre rodajas de camote tostado.

➢ Cubra con brotes de semillas de girasol.

Información Nutricional:

Calorías: 250-300

Proteína: 4g

Hidratos de carbono: 40g

Grasas: 15g

Fibra: 5g

Vitaminas: A, C, E, K

Minerales: Potasio, Magnesio, Hierro

Preferencia adicional
Use diferentes ingredientes como tomates en rodajas, queso feta desmenuzado o un chorrito de aceite de oliva.
Espolvorea con semillas de calabaza, semillas de chía o levadura nutricional para obtener un impulso adicional de nutrientes.
Tostar las rodajas de camote sobre una sartén para parrilla para obtener un sabor ahumado.

5. Frittata de huevo y verduras

Porciones: 2

Tiempo de preparación: 10 minutos

Tiempo de cocción: 20-25 minutos

Ingredientes:

- 2 huevos
- 1/4 taza de cebolla picada
- 1/4 taza de pimiento morrón picado (de cualquier color)
- 1/2 taza de espinacas picadas
- 1/4 taza de queso feta desmenuzado (opcional)
- 1 cucharada de aceite de oliva

- Sal y pimienta al gusto

Instrucciones:

➤ Precaliente el horno a 400 ° F (200 ° C).

➤ Caliente el aceite de oliva en una sartén antiadherente apta para horno a fuego medio.

➤ Agregue la cebolla y el pimiento morrón y cocine hasta que se ablanden.

➤ Agregue las espinacas y cocine hasta que se ablanden.

➤ En un recipiente aparte, mezcle los huevos, la sal y la pimienta.

➤ Vierta la mezcla de huevo en la sartén con las verduras.

➤ Espolvoree con queso feta (si lo usa).

- ➢ Hornee en un horno precalentado durante 15-20 minutos, o hasta que los huevos estén listos y la frittata esté bien cocida.
- ➢ Servir caliente, cortado en gajos.

Información Nutricional:

Calorías: 200-250 por porción

Proteína: 12-15g por ración

Hidratos de carbono: 10-15g por ración

Grasas: 10-15 g por ración (dependiendo de los ingredientes)

Vitaminas: A, C, E, K (de origen vegetal)

Minerales: Hierro, Calcio, Magnesio (de huevos)

Preferencia adicional

¡Sé creativo con las verduras! Agregue champiñones picados, tomates, brócoli o cualquier otro favorito.
Use queso feta bajo en grasa o sin grasa para reducir el contenido de grasas saturadas.
Cubra con hierbas frescas como perejil o eneldo para darle más sabor.
Para una opción vegetariana, omita el queso feta y use levadura nutricional para obtener un sabor a queso.

6.   Avena con frutos rojos y frutos secos

Porciones: 1

Tiempo de preparación: 5 minutos

Tiempo de cocción: 5-7 minutos

Ingredientes:

- 1/2 taza de copos de avena
- 1 taza de agua o leche (láctea o vegetal)
- 1/4 taza de bayas frescas o congeladas (arándanos, frambuesas, fresas)
- 1 cucharada de nueces picadas (almendras, nueces, nueces)
- 1/4 cucharadita de canela
- Miel o jarabe de arce (opcional)

Instrucciones:

- En una cacerola, combine la avena y el agua o la leche.
- Deje hervir a fuego medio, luego reduzca el fuego y cocine a fuego lento durante 5-7 minutos, revolviendo

ocasionalmente, hasta que la avena esté bien cocida y cremosa.

➢ Retire del fuego y agregue las bayas, las nueces y la canela.

➢ Rocíe con miel o jarabe de arce, si lo desea.

➢ ¡Disfruta de la calidez!

Información Nutricional:

Calorías: 300-350

Proteína: 5-10g

Hidratos de carbono: 40-50g

Grasas: 10-15g

Fibra: 5-10g

Vitaminas: C, K, E (de bayas)

Minerales: Magnesio, Hierro, Manganeso (de frutos secos)

Preferencia adicional
Use diferentes tipos de avena, como avena cortada en acero o avena rápida, ajustando el tiempo de cocción en consecuencia.
Agregue una cucharada de proteína en polvo para obtener un impulso adicional de proteínas.
Sustituye diferentes frutas como manzana picada, plátano o mango.
Use semillas de chía o semillas de lino para obtener fibra adicional y ácidos grasos omega-3.

ALMUERZO

1. Sopa de lentejas con verduras y hierbas

Porciones: 2

Tiempo de preparación: 10 minutos

Tiempo de cocción: 30 minutos

Ingredientes:

- 1 cucharada de aceite de oliva
- 1/2 cebolla picada
- 1 zanahoria picada
- 1 tallo de apio, picado
- 2 dientes de ajo picados

- 1 taza de lentejas marrones, enjuagadas
- 4 tazas de caldo de verduras
- 1 lata (14.5 oz) de tomates cortados en cubitos, sin escurrir
- 1 hoja de laurel
- 1/2 cucharadita de tomillo seco
- 1/4 cucharadita de orégano seco
- Sal y pimienta al gusto
- Perejil fresco o cilantro, picado (opcional)

Instrucciones:

➢ Calienta el aceite de oliva en una olla grande a fuego medio.

- Agregue la cebolla, la zanahoria y el apio, y cocine hasta que se ablanden, aproximadamente 5 minutos.
- Agregue el ajo y cocine por un minuto más.
- Agregue las lentejas, el caldo de verduras, los tomates cortados en cubitos, la hoja de laurel, el tomillo y el orégano.
- Deje hervir, luego reduzca el fuego y cocine a fuego lento durante 20 minutos, o hasta que las lentejas estén tiernas.
- Sazone con sal y pimienta al gusto.
- Retire la hoja de laurel antes de servir.
- Adorne con perejil fresco o cilantro, si lo desea.

> **Información Nutricional:**

Calorías: 250-300 por porción

Proteína: 15-20g por ración

Hidratos de carbono: 30-35g por ración

Grasas: 5-10 g por ración

Fibra: 10-15 g por ración

Vitaminas: A, C, K, E (de origen vegetal)

Minerales: Hierro, Magnesio, Potasio (de lentejas)

Preferencia adicional:
Para una sopa más espesa, triture algunas de las lentejas cocidas contra el costado de la olla con un tenedor.

Siéntase libre de agregar otras verduras como espinacas, calabacines o champiñones picados.
Use verduras prelavadas y picadas para un tiempo de preparación aún más rápido.
Sirva con un panecillo de trigo integral o galletas saladas para agregar fibra.

2. Ensalada de pollo con uvas y yogur

Porciones: 1

Tiempo de preparación: 10 minutos

Ingredientes:

- 3 onzas de pechuga de pollo a la parrilla cocida, desmenuzada

- 1/4 taza de uvas rojas sin semillas, cortadas por la mitad
- 1/4 taza de yogur griego natural
- 1 cucharada de mayonesa (a base de yogur ligero o griego)
- 1 cucharadita de mostaza de Dijon
- 1/4 cucharadita de semillas de apio
- Sal y pimienta al gusto
- Hojas de lechuga, para envolver (opcional)

Instrucciones:

- ➤ Combine todos los ingredientes en un tazón y mezcle bien.
- ➤ Ajusta los condimentos al gusto.

> ➤ Sirva sobre hojas de lechuga, si lo desea, o como salsa con galletas de trigo integral.

Información Nutricional:

Calorías: 250-300

Proteína: 20-25g

Hidratos de carbono: 20-25g

Grasas: 10-15g

Fibra: 2-3g

Vitaminas: A, C, E (de las uvas)

Minerales: Hierro, Magnesio, Selenio (de pollo)

Preferencia adicional:

Use pechuga de pollo cocida enlatada para mayor comodidad.
Sustituya otras frutas como manzanas, peras o bayas cortadas en cubitos.
Para una opción vegetariana, reemplace el pollo con tofu desmenuzado.
Experimenta con diferentes hierbas y especias para obtener variaciones en el sabor.

3.   Pasta cremosa de tomate y calabacín

Porciones: 2

Tiempo de preparación: 15 minutos

Tiempo de cocción: 20 minutos

Ingredientes:

- 1 cucharada de aceite de oliva
- 1/2 cebolla picada
- 1 diente de ajo picado
- 1 lata (14.5 oz) de tomates cortados en cubitos, sin escurrir
- 1/2 taza de caldo de verduras
- 1/2 taza de queso ricotta bajo en grasa
- 1/4 taza de queso parmesano rallado (opcional)
- 1/4 cucharadita dc orégano seco
- Una pizca de hojuelas de pimiento rojo (opcional)
- Sal y pimienta al gusto
- 8 onzas de pasta de trigo integral, cocida de acuerdo con las instrucciones del paquete

- 1 calabacín mediano, en espiral o en rodajas finas
- Albahaca fresca o perejil, picado (opcional)

Instrucciones:

➢ Caliente el aceite de oliva en una sartén grande a fuego medio.

➢ Agregue la cebolla y cocine hasta que se ablande, aproximadamente 5 minutos.

➢ Agregue el ajo y cocine por un minuto más.

➢ Agregue los tomates cortados en cubitos, el caldo de verduras, el queso ricotta, el queso parmesano (si se usa), el orégano y las hojuelas de pimiento rojo (si se usa).

➢ Deje hervir a fuego lento y cocine por 5 minutos, revolviendo ocasionalmente.

➢ Sazone con sal y pimienta al gusto.

➢ Agregue la pasta cocida y el calabacín a la salsa y revuelva para cubrir.

➢ Caliente bien, aproximadamente 2 minutos.

➢ Adorne con albahaca fresca o perejil, si lo desea.

Información

Nutricional:

Calorías: 300-350 por porción

Proteína: 20-25g por ración

Hidratos de carbono: 40-45g por ración

Grasas: 10-15 g por ración

Fibra: 5-10 g por ración

Vitaminas: A, C, K (de origen vegetal)

Minerales: Calcio, Potasio, Fósforo (del queso ricotta)

Preferencia adicional:
Use calabacín preespiralizado para un tiempo de preparación aún más rápido.
Sustituya otras verduras como brócoli, espinacas o champiñones picados.
Para una opción vegana, omita el queso parmesano y use queso ricotta vegano.

4. Ensalada de atún Pita Pockets

Porciones: 2

Tiempo de preparación: 10 minutos

Ingredientes:

- 2 (6 pulgadas) de pan de pita integral, cortado por la mitad y calentado
- 2 onzas de atún enlatado, desmenuzado
- 1/4 taza de apio picado
- 1/4 taza de cebolla morada picada
- 2 cucharadas de yogur griego natural
- 1 cucharada de mayonesa (a base de yogur ligero o griego)
- 1 cucharadita de mostaza de Dijon
- 1/4 cucharadita de eneldo seco
- Sal y pimienta al gusto

- Hojas de lechuga (opcional)

Instrucciones:

- ➢ Combine todos los ingredientes excepto las hojas de lechuga en un tazón y mezcle bien.
- ➢ Ajusta los condimentos al gusto.
- ➢ Llene cada bolsillo de pita con la mezcla de ensalada de atún y hojas de lechuga, si lo desea.

Información Nutricional:

Calorías: 250-300 por porción

Proteína: 20-25g por ración

Hidratos de carbono: 30-35g por ración

Grasas: 10-15 g por ración

Fibra: 2-3 g por ración

Vitaminas: A, C, E (de origen vegetal)

Minerales: Hierro, Selenio, Fósforo (del atún)

Preferencia adicional:
Sustituya el atún por salmón enlatado o pechuga de pollo cocida.
Agregue pepino picado u otras verduras para obtener más crujiente.
Use tortillas de trigo integral en lugar de pan de pita.
Empaque esta receta en una hielera para una opción de almuerzo portátil.

5.   Ensalada de pollo al curry con chutney de mango

Porciones: 1

Tiempo de preparación: 10 minutos

Ingredientes:

- 3 onzas de pechuga de pollo a la parrilla cocida, desmenuzada
- 1/4 taza de cebolla morada picada
- 1/4 taza de apio picado
- 1 cucharada de yogur griego natural
- 1 cucharada de mayonesa ligera
- 1 cucharadita de curry en polvo
- 1/2 cucharadita de jengibre molido

- 1/4 taza de chutney de mango picado (o menos, al gusto)
- Sal y pimienta al gusto
- Hojas de lechuga, para envolver (opcional)

Instrucciones:

➢ Combine todos los ingredientes excepto las hojas de lechuga en un tazón y mezcle bien.

➢ Ajusta los condimentos al gusto.

➢ Sirva sobre hojas de lechuga, si lo desea, o como salsa con galletas de trigo integral.

Información Nutricional:

Calorías: 250-300

Proteína: 20-25g

Hidratos de carbono: 20-25g

Grasas: 10-15g

Fibra: 2-3g

Vitaminas: A, C, E (de mango)

Minerales: Hierro, Magnesio, Selenio (de pollo)

Preferencia adicional:

Sustituya el pollo asado o pavo por las sobras de pollo asado.

Use otras frutas como manzanas o uvas cortadas en cubitos para obtener un perfil de sabor diferente.
Omita el chutney de mango o ajuste la cantidad si prefiere un sabor más suave.
Agregue anacardos o almendras tostados para obtener proteínas adicionales y crujientes.

6. Sándwich cremoso de ensalada de aguacate y frijoles blancos

Porciones: 1

Tiempo de preparación: 10 minutos

Ingredientes:

- 2 rebanadas de pan integral
- 1/4 de aguacate, machacado
- 1/4 taza de frijoles blancos cocidos (cannellini o pinto)
- 1 cucharada de yogur griego natural
- 1 cucharadita de jugo de limón
- 1/4 cucharadita de orégano seco
- Sal y pimienta al gusto
- Rodajas de lechuga y tomate (opcional)

Instrucciones:

- ➢ Tritura el aguacate en un tazón.

> Agregue los frijoles blancos, el yogur griego, el jugo de limón, el orégano, la sal y la pimienta.

> Extienda la mezcla de aguacate sobre una rebanada de pan.

> Cubra con lechuga y rodajas de tomate, si lo desea.

> ¡Cubra con la otra rebanada de pan y disfrute!

Información Nutricional:

Calorías: 250-300

Proteína: 15-20g

Hidratos de carbono: 30-35g

Grasas: 10-15g

Fibra: 5-10g

Vitaminas: A, C, E (del aguacate)

Minerales: Hierro, Magnesio, Potasio (de frijoles blancos)

Preferencia adicional:
Use puré de garbanzos en lugar de frijoles blancos para obtener un sabor diferente.
Agregue pepino picado o pimiento morrón para darle un toque crujiente adicional.
Tuesta el pan para obtener una opción tibia y crujiente.
Rocíe con vinagre balsámico o aceite de oliva para darle más sabor.

7. Brochetas de salmón y verduras con salsa de yogur de limón y eneldo

Porciones: 2

Tiempo de preparación: 10 minutos

Tiempo de cocción: 15-20 minutos

Ingredientes:

- 4 onzas de filete de salmón, cortado en trozos pequeños
- 1 pimiento morrón, cortado en cuadraditos
- 1 calabacín pequeño, cortado en trozos
- 1 cebolla morada, cortada en gajos
- 8 tomates cherry
- 1 cucharada de aceite de oliva

- 1/2 cucharadita de orégano seco
- Sal y pimienta al gusto
- 1/4 taza de yogur griego natural
- 1 cucharada de eneldo fresco picado
- 1 cucharadita de jugo de limón
- Brochetas de madera

Instrucciones:

➢ Precaliente el horno a 400 ° F (200 ° C).

➢ Ensarta el salmón, el pimiento, el calabacín, la cebolla y los tomates en brochetas, alternando los ingredientes.

➢ Rocíe las brochetas con aceite de oliva, orégano, sal y pimienta.

- ➢ Coloque las brochetas en una bandeja para hornear forrada con papel pergamino.
- ➢ Hornee durante 15-20 minutos, o hasta que el salmón esté bien cocido y las verduras estén tiernas.
- ➢ Mientras se hornean las brochetas, mezcle el yogur, el eneldo y el jugo de limón en un tazón pequeño.
- ➢ Sirva las brochetas con salsa de yogur de limón y eneldo para mojar.

Información Nutricional:

Calorías: 300-350 por porción

Proteína: 25-30g por ración

Hidratos de carbono: 20-25g por ración

Grasas: 10-15 g por ración

Fibra: 2-3 g por ración

Vitaminas: A, C, E (de origen vegetal)

Minerales: Hierro, Selenio, ácidos grasos Omega-3 (del salmón)

Preferencia adicional:
Use verduras precortadas para una preparación más rápida.
Sustituye el salmón por otros pescados como el bacalao o el fletán.
Use brochetas hechas de bambú empapado o acero inoxidable.
Sirva con arroz integral o quinua para una comida completa.

8.   Sopa de lentejas con leche de coco y camote

Porciones: 2

Tiempo de preparación: 10 minutos

Tiempo de cocción: 30 minutos

Ingredientes:

- 1 cucharada de aceite de oliva
- 1 cebolla picada
- 1 zanahoria picada
- 1 tallo de apio, picado
- 2 dientes de ajo picados
- 1 taza de lentejas marrones, enjuagadas
- 4 tazas de caldo de verduras

- 1 lata (14.5 oz) de tomates cortados en cubitos, sin escurrir
- 1 camote mediano, pelado y cortado en cubitos
- 1 lata (13.5 oz) de leche de coco sin azúcar
- 1/2 cucharadita de jengibre molido
- 1/4 cucharadita de cúrcuma molida
- Sal y pimienta al gusto
- Cilantro fresco picado, para decorar (opcional)

Instrucciones:

➢ Calienta el aceite de oliva en una olla grande a fuego medio.

- Agregue la cebolla, la zanahoria y el apio, y cocine hasta que se ablanden, aproximadamente 5 minutos.

- Agregue el ajo y cocine por un minuto más.

- Agregue las lentejas, el caldo de verduras, los tomates cortados en cubitos, la batata, la leche de coco, el jengibre y la cúrcuma.

- Deje hervir, luego reduzca el fuego y cocine a fuego lento durante 20 minutos, o hasta que las lentejas y la batata estén tiernas.

- Sazone con sal y pimienta al gusto.

- Sirva caliente, adornado con cilantro picado, si lo desea.

Información Nutricional:

Calorías: 300-350 por porción

Proteína: 20-25g por ración

Hidratos de carbono: 40-45g por ración

Grasas: 10-15 g por ración

Fibra: 10-15 g por ración

Vitaminas: A, C, E (de origen vegetal)

Minerales: Hierro, Magnesio, Potasio (de lentejas)

Preferencia adicional:
Use verduras prelavadas y picadas para una preparación más rápida.
Sustituya las lentejas por garbanzos u otros frijoles enlatados.

Ajuste la cantidad de leche de coco para obtener la cremosidad deseada.
Sirva con un panecillo de trigo integral o galletas saladas para agregar fibra.

CENA

1. Salmón con Verduras Asadas y Quinua de Limón y Eneldo

Porciones: 2

Tiempo de preparación: 15 minutos

Tiempo de cocción: 20-25 minutos

Ingredientes:

Para el salmón:

- 4 onzas de filete de salmón, con o sin piel
- 1 cucharada de aceite de oliva
- 1/2 cucharadita de tomillo seco
- Sal y pimienta al gusto

Para las verduras asadas:

- 1/2 pimiento rojo, cortado en rodajas
- 1/2 pimiento verde, cortado en rodajas
- 1 calabacín cortado en rodajas
- 1 calabaza amarilla, cortada en rodajas
- 1 cebolla morada, cortada en cuartos
- 1 cucharada de aceite de oliva
- 1/2 cucharadita de orégano seco
- Sal y pimienta al gusto

Para la quinua de limón y eneldo:

- 1 taza de quinua, enjuagada
- 2 tazas de caldo de verduras
- 1 cucharada de aceite de oliva
- 1/4 taza de eneldo fresco picado
- 1 cucharada de jugo de limón
- Sal y pimienta al gusto

Instrucciones:

➢ Precaliente el horno a 400 ° F (200 ° C).

➢ Prepara el salmón: Rocíe el salmón con aceite de oliva, tomillo, sal y pimienta. Colóquelos en una bandeja para hornear forrada con papel pergamino.

➢ Ase las verduras: Mezcle los pimientos morrones, el calabacín, la calabaza y la cebolla con aceite de oliva, orégano, sal y pimienta. Extienda en una bandeja para hornear aparte.

➢ Hornee el salmón y las verduras simultáneamente durante 20-25 minutos, o hasta que el salmón esté bien cocido y las verduras estén tiernas.

Cocine la quinua: Mientras se hornean el salmón y las verduras, combine la quinua enjuagada, el caldo de verduras y el aceite de oliva en una cacerola. Deje hervir, luego reduzca el fuego y cocine a fuego lento durante 15 minutos, o hasta que la quinua esté esponjosa y bien cocida. Esponja con un tenedor.

Prepara la salsa de limón y eneldo: Agregue el eneldo picado, el jugo de limón, la sal y la pimienta a la quinua cocida.

➢ Sirva el salmón con verduras asadas y quinua de limón y eneldo.

<table>
<tr><td>Información Nutricional:</td></tr>
</table>

Calorías: 400-450 por porción

Proteína: 30-35g por ración

Hidratos de carbono: 40-45g por ración

Grasas: 15-20g por ración

Fibra: 5-10 g por ración

Vitaminas: A, C, E (de origen vegetal)

Minerales: Hierro, Selenio, ácidos grasos Omega-3 (del salmón)

Preferencia adicional:
Use verduras precortadas para un tiempo de preparación más rápido.
Sustituye el salmón por otros pescados como el bacalao o el fletán.

> Sirva con arroz integral o pasta de trigo integral como alternativa a la quinua.

> Ajusta la cantidad de eneldo y jugo de limón al gusto.

2. Pollo y verduras en una olla

Porciones: 2

Tiempo de preparación: 10 minutos

Tiempo de cocción: 30 minutos

Ingredientes:

- 1 cucharada de aceite de oliva
- 1 cebolla picada
- 2 dientes de ajo picados
- 1 cucharadita de cúrcuma molida

- 1/2 cucharadita de jengibre molido
- 1/4 cucharadita de comino molido
- 1/4 cucharadita de chile en polvo (opcional)
- 1 lata (14.5 oz) de tomates cortados en cubitos, sin escurrir
- 1 taza de caldo de verduras
- 1/2 taza de leche de coco
- 1 pechuga de pollo deshuesada y sin piel, cortada en trozos pequeños
- 1/2 taza de guisantes congelados
- 1/4 taza de cilantro fresco picado
- Sal y pimienta al gusto
- Arroz integral cocido, para servir (opcional)

Instrucciones:

➢ Caliente el aceite de oliva en una olla grande o en una olla a fuego medio.

- ➢ Agregue la cebolla y cocine hasta que se ablande, aproximadamente 5 minutos.

- ➢ Agregue el ajo, la cúrcuma, el jengibre, el comino y el chile en polvo (si lo usa). Cocine por 1 minuto, revolviendo constantemente.

- ➢ Agregue los tomates cortados en cubitos, el caldo de verduras y la leche de coco. Llevar a fuego lento.

- ➢ Agregue los trozos de pechuga de pollo y cocine durante 10-15 minutos, o hasta que el pollo esté bien cocido y ya no esté rosado por dentro.

- ➢ Agregue los guisantes congelados y cocine por otros 2-3 minutos, o hasta que se descongelen y se calienten por completo.

> Retire del fuego y agregue el cilantro fresco. Sazone con sal y pimienta al gusto.

> Sirva sobre arroz integral cocido, si lo desea.

Información Nutricional:

Calorías: 350-400 por porción

Proteína: 30-35g por ración

Hidratos de carbono: 30-35g por ración

Grasas: 15-20g por ración

Fibra: 5-10 g por ración

Vitaminas: A, C, E (de origen vegetal)

Minerales: Hierro, Selenio (de pollo)

Preferencia adicional:

Use verduras precortadas para un tiempo de preparación más rápido.
Sustituya el pollo por garbanzos u otros frijoles enlatados por una opción vegetariana.
Ajusta la cantidad de chile en polvo al nivel deseado de picante.
Adorne con rodajas de lima y yogur para obtener más sabor y proteína.

3. Pastel de lentejas con puré cremoso de batatas

Porciones: 2

Tiempo de preparación: 20 minutos

Tiempo de cocción: 30 minutos

Ingredientes:

Para el relleno de lentejas:

- 1 cucharada de aceite de oliva
- 1 cebolla picada
- 1 zanahoria picada
- 1 tallo de apio, picado
- 2 dientes de ajo picados
- 1 taza de lentejas marrones, enjuagadas
- 4 tazas de caldo de verduras
- 1 lata (14.5 oz) de tomates cortados en cubitos, sin escurrir
- 1/2 taza de guisantes congelados
- 1 cucharada de romero fresco picado
- Sal y pimienta al gusto

Para el puré cremoso de batatas:

- 1 camote mediano, pelado y cortado en cubos
- 1/2 taza de caldo de verduras
- 1/4 taza de leche de almendras sin azúcar
- 1 cucharada de aceite de oliva
- Sal y pimienta al gusto

Instrucciones:

➤ Prepara el relleno de lentejas: Calienta el aceite de oliva en una olla grande o en una olla a fuego medio. Agregue la cebolla, la zanahoria y el apio, y cocine hasta que se ablanden, aproximadamente 5 minutos.

➤ Agregue el ajo y cocine por un minuto más.

➤ Agregue las lentejas, el caldo de verduras, los tomates cortados en cubitos y el romero. Deje hervir, luego reduzca el fuego y cocine a fuego lento durante 20 minutos, o hasta que las lentejas estén tiernas.

➤ Agregue los guisantes congelados y cocine por otros 2-3 minutos, o hasta que se descongelen y se calienten por completo. Sazone con sal y pimienta al gusto.

➤ Prepara el puré cremoso de batatas: Mientras el relleno de lentejas hierve a fuego lento, cocine al vapor o hierva los cubos de camote hasta que estén tiernos.

➤ Triture las batatas con caldo de verduras, leche de almendras, aceite de oliva, sal y pimienta hasta que quede suave y cremoso.

Para montar:

- ➢ Precaliente el horno a 375 ° F (190 ° C).
- ➢ Vierta el relleno de lentejas en una fuente para hornear. Cubra con puré de batatas cremoso, esparciendo uniformemente.
- ➢ Hornee durante 15-20 minutos, o hasta que esté bien caliente y las papas estén ligeramente doradas.

Información Nutricional:

Calorías: 400-450 por porción

Proteína: 25-30g por ración

Hidratos de carbono: 50-55g por ración

Grasas: 10-15 g por ración

Fibra: 10-15 g por ración

Vitaminas: A, C, E (de origen vegetal)

Minerales: Hierro, Magnesio, Potasio (de lentejas)

Preferencia adicional:
Use verduras prelavadas y picadas para un tiempo de preparación más rápido.
Sustituya las lentejas por pavo o pollo molido para obtener una opción más rica en proteínas.
Agregue una pizca de queso rallado encima antes de hornear para darle más sabor.
Sirva con una ensalada para una comida completa.

4. Salteado de pollo con arroz integral y salsa de sésamo y jengibre

Porciones: 2

Tiempo de preparación: 10 minutos

Tiempo de cocción: 15 minutos

Ingredientes:

Para el salteado de pollo:

- 1 cucharada de aceite de oliva
- 1 pechuga de pollo deshuesada y sin piel, cortada en tiras finas
- 1 pimiento morrón, cortado en rodajas
- 1/2 taza de floretes de brócoli

- 1/4 taza de guisantes
- 2 cucharadas de salsa de soja (preferiblemente baja en sodio)
- 1 cucharada de vinagre de arroz
- 1 cucharada de miel
- 1 cucharadita de jengibre rallado
- 1/2 cucharadita de aceite de sésamo
- Arroz integral cocido, para servir
- Para la salsa de sésamo y jengibre (opcional):
- 1 cucharada de salsa de soja (preferiblemente baja en sodio)
- 1 cucharada de vinagre de arroz
- 1 cucharada de aceite de sésamo
- 1 cucharadita de jengibre rallado
- 1 cucharadita de miel

Instrucciones:

> Caliente el aceite de oliva en una sartén grande o wok a fuego medio-alto.

> Agregue las tiras de pollo y cocine hasta que estén doradas y cocidas durante unos 5 minutos.

> Agregue el pimiento morrón, el brócoli y los guisantes. Saltee durante 2-3 minutos, o hasta que las verduras estén tiernas y crujientes.

> En un tazón pequeño, mezcle la salsa de soja, el vinagre de arroz, la miel, el jengibre y el aceite de sésamo. Vierta la salsa sobre el salteado y cocine por un minuto más, hasta que esté completamente caliente.

> Sirva inmediatamente sobre arroz integral cocido.

Para la salsa de sésamo y jengibre:

> ➢ En un tazón pequeño, mezcle la salsa de soja (preferiblemente baja en sodio), el vinagre de arroz, el aceite de sésamo, el jengibre rallado y la miel. Esta salsa se puede preparar mientras se cocinan el pollo y las verduras.

Información Nutricional:

Calorías: 350-400 por porción

Proteína: 30-35g por ración

Hidratos de carbono: 40-45g por ración

Grasas: 10-15 g por ración

Fibra: 5-10 g por ración

Vitaminas: A, C, E (de origen vegetal)

Minerales: Hierro, Selenio (de pollo)

Preferencia adicional:
Use verduras precortadas para un tiempo de preparación más rápido.
Sustituya el pollo por tofu o tempeh por una opción vegetariana.
Ajusta la cantidad de miel al nivel deseado de dulzura.
Sirva con una pizca de semillas de sésamo para darle más sabor y textura.

5. Pasta cremosa de tomate y calabacín con salmón

Porciones: 2

Tiempo de preparación: 15 minutos

Tiempo de cocción: 20 minutos

Ingredientes:

Para la salsa cremosa de tomate:

- 1 cucharada de aceite de oliva
- 1 cebolla picada
- 1 diente de ajo picado
- 1 lata (14.5 oz) de tomates cortados en cubitos, sin escurrir
- 1/2 taza de caldo de verduras
- 1/4 taza de queso crema ligero, ablandado
- 1 cucharada de albahaca fresca picada
- Sal y pimienta al gusto

Por lo demás:

- 4 onzas de filete de salmón, con o sin piel
- 1 calabacín mediano, en espiral o en rodajas finas
- 8 onzas de pasta de trigo integral, cocida de acuerdo con las instrucciones del paquete

Instrucciones:

- Prepara la salsa cremosa de tomate: Calienta el aceite de oliva en una sartén grande a fuego medio. Agregue la cebolla y cocine hasta que se ablande, aproximadamente 5 minutos.
- Agregue el ajo y cocine por un minuto más.

- Agregue los tomates cortados en cubitos, el caldo de verduras y el queso crema. Deje hervir a fuego lento y cocine por 5 minutos, revolviendo ocasionalmente.

- Retire del fuego y agregue la albahaca fresca. Sazone con sal y pimienta al gusto.

Cocina el salmón y el calabacín:

- Precaliente el horno a 400 ° F (200 ° C). Sazone el salmón con sal y pimienta. Hornee durante 10-12 minutos o hasta que esté bien cocido.

- Mientras se hornea el salmón, caliente una sartén aparte con un chorrito de aceite de oliva. Saltee el calabacín durante 2-3 minutos hasta que esté tierno y crujiente.

Montar el plato:

Escurre la pasta cocida y mézclala con salsa de tomate cremosa. Divida la pasta en platos. Cubra con cintas de calabacín y salmón desmenuzado.

Información Nutricional:

Calorías: 400-450 por porción

Proteína: 35-40g por ración

Hidratos de carbono: 40-45g por ración

Grasas: 15-20g por ración

Fibra: 5-10 g por ración

Vitaminas: A, C, E (de origen vegetal)

Minerales: Hierro, Selenio, ácidos grasos Omega-3 (del salmón)

Preferencia adicional:
Use calabacín precortado o en espiral para una preparación más rápida.
Sustituye el salmón por otros pescados como el bacalao o el fletán.
Ajuste la cantidad de queso crema para obtener la cremosidad deseada.
Adorne con hierbas frescas adicionales como perejil o eneldo.

6. Revuelto de verduras y tofu con arroz con cúrcuma

Porciones: 2

Tiempo de preparación: 10 minutos

Tiempo de cocción: 15 minutos

Ingredientes:

Para el revuelto de verduras y tofu:

- 1 cucharada de aceite de oliva
- 1/2 cebolla picada
- 1/2 pimiento morrón picado
- 1/2 taza de champiñones picados
- 1 diente de ajo picado
- 1/2 taza de tofu desmenuzado
- 1/4 taza de espinacas frescas picadas
- 1/4 taza de leche vegetal sin azúcar
- 1/4 cucharadita de cúrcuma
- Sal y pimienta al gusto

Para el arroz con cúrcuma:

- 1/2 taza de arroz blanco, enjuagado
- 1 taza de caldo de verduras
- 1/4 cucharadita de cúrcuma
- Sal y pimienta al gusto

Instrucciones:

Cocina el arroz con cúrcuma:

Combine el arroz enjuagado, el caldo de verduras, la cúrcuma, la sal y la pimienta en una cacerola. Deje hervir, luego reduzca el fuego y cocine a fuego lento durante 15 minutos, o hasta que el arroz esté bien cocido y se absorba el caldo. Esponja con un tenedor.

Prepara el revuelto de verduras y tofu:
Mientras se cocina el arroz, calienta el aceite de oliva en una sartén grande a fuego medio. Agregue la cebolla, el pimiento morrón y los champiñones, y cocine hasta que se ablanden, aproximadamente 5 minutos.

Agregue el ajo y cocine por un minuto más.

Agregue el tofu desmenuzado y cocine durante 2-3 minutos, rompiéndolo con una espátula.

Agregue las espinacas y la leche vegetal y cocine hasta que las espinacas se ablanden.

Agregue la cúrcuma, la sal y la pimienta al gusto.

Sirva verduras y tofu revuelto sobre arroz con cúrcuma.

Información Nutricional:

Calorías: 350-400 por porción

Proteína: 25-30g por ración

Hidratos de carbono: 40-45g por ración

Grasas: 10-15 g por ración

Fibra: 5-10 g por ración

Vitaminas: A, C, E (de origen vegetal)

Minerales: Hierro, Calcio (del tofu)

Preferencia adicional:
Sustituya el tofu por garbanzos u otros frijoles cocidos para agregar proteínas y textura.
Use verduras precortadas para un tiempo de preparación más rápido.
Agregue una pizca de levadura nutricional para obtener un sabor a queso.
Sirva con una guarnición de rodajas de aguacate para obtener grasas saludables adicionales.

POSTRES Y MERIENDAS

Parfait cremoso de frutas con granola

Porciones: 2

Tiempo de preparación: 10 minutos

Ingredientes:

- 1/2 taza de yogur griego natural
- 1 cucharada de miel
- 1/4 cucharadita de extracto de vainilla
- 1/2 taza de bayas mixtas (frescas o congeladas)
- 1/4 taza de granola (preferiblemente sin azúcar)

Instrucciones:

➢ En un tazón pequeño, mezcle el yogur griego, la miel y el extracto de vainilla hasta que quede suave y cremoso.

➢ Divida la mezcla de yogur uniformemente entre dos vasos o tazones pequeños.

➢ Cubra cada porción con la mitad de las bayas mixtas y la mitad de la granola.

➢ Disfrútelo inmediatamente o refrigere para obtcncr una delicia fría.

Información Nutricional:

Calorías: 250-300 por porción

Proteína: 15-20g por ración

Hidratos de carbono: 30-35g por ración

Grasas: 5-10 g por ración

Fibra: 5-10 g por ración

Vitaminas: A, C (de bayas)

Minerales: Calcio (del yogur)

Preferencia adicional:
Sustituye las bayas por otras frutas como el melón, el mango o la piña.
Use granola baja en grasa o granola casera para una opción baja en grasa.
Rocíe con una cucharadita de chocolate negro derretido para darle más sabor.
Espolvoree con semillas de chía o nueces picadas para agregar proteínas y textura.

2. Chips de manzana al horno con canela

Porciones: 2

Tiempo de preparación: 15 minutos

Tiempo de cocción: 40-45 minutos

Ingredientes:

- 2 manzanas medianas (las variedades ácidas como Granny Smith funcionan mejor)
- 1/2 cucharadita de canela molida
- 1/4 cucharadita de nuez moscada molida (opcional)

Instrucciones:

- Precaliente el horno a 200 ° F (93 ° C). Cubra una bandeja para hornear con papel pergamino.
- Lave y corte las manzanas en rodajas finas (alrededor de 1/8 de pulgada de grosor).
- Coloque las rodajas de manzana en una sola capa en la bandeja para hornear preparada.
- Espolvorea con canela y nuez moscada (si la usas).
- Hornee durante 40-45 minutos, o hasta que las manzanas estén secas y crujientes, volteándolas a la mitad de la cocción.
- Deje enfriar completamente antes de servir.

Información Nutricional:

Calorías: 100-120 por porción

Proteína: 1 g por ración

Hidratos de carbono: 25-30g por ración

Grasas: 1g por ración

Fibra: 5-7 g por ración

Vitaminas: A, C (de manzanas)

Minerales: Potasio (de manzanas)

Preferencia adicional:
Espolvoréalo con un poco de jugo de limón para evitar que se dore.
Experimenta con diferentes especias como el jengibre, la especia de calabaza o el cardamomo.

> Disfrute de chips de manzana caseros solos o combínelos con yogur, mantequilla de nueces o queso.

3. Bocaditos energéticos sin hornear con dátiles y nueces

Porciones: 10-12

Tiempo de preparación: 10 minutos

Ingredientes:

- 1 taza de dátiles Medjool sin hueso
- 1/2 taza de copos de avena
- 1/4 taza de coco rallado sin azúcar

- 1/4 taza de nueces o almendras picadas
- 1 cucharada de semillas de chía
- 1 cucharada de canela molida
- Pizca de sal marina

Instrucciones:

➢ En un procesador de alimentos, licúa los dátiles hasta que formen una pasta pegajosa.

➢ Agregue los ingredientes restantes y presione hasta que se combinen, deteniéndose para raspar los lados según sea necesario. La mezcla debe ser pegajosa pero mantener su forma cuando se presiona.

- ➢ Con las manos mojadas, enrolle la mezcla en bolas del tamaño de un bocado.
- ➢ Refrigere durante al menos 30 minutos antes de servir.

Información Nutricional:

Calorías: 150-170 por porción

Proteína: 4-5 g por ración

Hidratos de carbono: 25-30g por ración

Grasas: 5-7 g por ración

Fibra: 5-7 g por ración

Vitaminas: A, C (de dátiles)

Minerales: Magnesio, Hierro (de frutos secos)

Preferencia adicional:
Sustituya los dátiles por otras frutas secas como albaricoques o pasas.
Use diferentes mantequillas de nueces o semillas de girasol para variar.
Enróllelos en cacao en polvo sin azúcar o semillas de cáñamo para obtener un sabor y una textura adicionales.
Guarde las sobras en un recipiente hermético en el refrigerador hasta por una semana.

4. Panqueques de plátano con yogur griego y bayas

Porciones: 2

Tiempo de preparación: 10 minutos

Tiempo de cocción: 5 minutos por panqueque

Ingredientes:

- 1 plátano maduro
- 1/4 taza de copos de avena
- 1/4 taza de yogur griego natural
- 1 huevo
- 1/4 cucharadita de extracto de vainilla
- Pizca de canela molida
- Aceite en aerosol o mantequilla

- Bayas de su elección (frescas o congeladas)

Instrucciones:

➢ Tritura el plátano en un bol.

➢ Agregue los copos de avena, el yogur griego, el huevo, el extracto de vainilla y la canela. Mezcle bien hasta que se forme una masa.

➢ Calienta una sartén antiadherente grande a fuego medio. Cubra ligeramente con aceite en aerosol o mantequilla.

➢ Vierta 1/4 de taza de masa por panqueque en la sartén. Cocine durante 2-3 minutos por lado o hasta que estén doradas y bien cocidas.

➢ Voltee los panqueques con cuidado y cocine por otros 2-3 minutos.

➢ Sirva panqueques cubiertos con bayas frescas o congeladas.

> **Información Nutricional:**

Calorías: 250-300 por porción

Proteína: 15-20g por ración

Hidratos de carbono: 30-35g por ración

Grasas: 5-10 g por ración

Fibra: 5-7 g por ración

Vitaminas: A, C (de bayas)

Minerales: Potasio (de plátano)

Preferencia adicional:
Agregue algunas semillas de chía o semillas de lino a la masa para obtener fibra adicional.
Use suero de leche en lugar de yogur griego para obtener un sabor más ácido.

Cubra con un chorrito de miel o jarabe de arce para darle un toque de dulzura.

Haz una presentación divertida apilando panqueques y creando una carita sonriente con bayas y yogur.

5. Garbanzos asados especiados con hierbas

Porciones: 2

Tiempo de preparación: 10 minutos

Tiempo de cocción: 30-35 minutos

Ingredientes:

- 1 lata (15 oz) de garbanzos, escurridos y enjuagados
- 1 cucharada de aceite de oliva
- 1 cucharadita de comino molido
- 1/2 cucharadita de cilantro molido
- 1/4 cucharadita de pimentón ahumado
- Pizca de pimienta de cayena (opcional)
- 1/4 cucharadita de orégano seco
- Sal y pimienta al gusto
- Perejil fresco picado, para decorar (opcional)

Instrucciones:

➢ Precaliente el horno a 400 ° F (200 ° C). Cubra una bandeja para hornear con papel pergamino.

- ➢ Seca los garbanzos con una toalla de papel.

- ➢ En un tazón grande, mezcle los garbanzos con aceite de oliva, comino, cilantro, pimentón, pimienta de cayena (si la usa) y orégano. Sazone con sal y pimienta al gusto.

- ➢ Extienda los garbanzos uniformemente en la bandeja para hornear preparada.

- ➢ Ase durante 30-35 minutos, o hasta que los garbanzos estén dorados y ligeramente crujientes, revolviendo ocasionalmente.

- ➢ Sirva tibio o a temperatura ambiente, adornado con perejil fresco (opcional).

Información Nutricional:

Calorías: 200-220 por porción

Proteína: 10-12g por ración

Hidratos de carbono: 25-30g por ración

Grasas: 5-7 g por ración

Fibra: 5-7 g por ración

Minerales: Hierro, Magnesio (de garbanzos)

Preferencia adicional:
Use diferentes especias como cúrcuma, ajo en polvo o chile en polvo para variaciones de sabor.
Ase con verduras picadas como pimientos morrones o zanahorias para obtener nutrientes adicionales.

> Sírvelos como refrigerio por sí solos o úsalos para cubrir ensaladas, sopas o tazones de yogur.

6. Corteza de yogur helado con bayas y granola

Porciones: 4

Tiempo de preparación: 10 minutos

Tiempo de congelación: 2-3 horas

Ingredientes:

- 1 envase (16 oz) de yogur griego natural

- 1/2 taza de bayas mixtas (frescas o congeladas)
- 1/4 taza de granola sin azúcar

Instrucciones:

- Cubra una bandeja para hornear con papel pergamino.

- Extienda el yogur griego de manera uniforme en la bandeja para hornear preparada.

- Cubra con bayas y granola, presionándolas suavemente en el yogur.

- Congele durante 2-3 horas o hasta que el yogur esté sólido.

- Rompe la corteza de yogur helado en pedazos y disfruta.

<table>
<tr><td>Información Nutricional:</td></tr>
</table>

Calorías: 200-220 por porción

Proteína: 15-20g por ración

Hidratos de carbono: 25-30g por ración

Grasas: 5-7 g por ración

Fibra: 5-7 g por ración

Vitaminas: A, C (de bayas)

Minerales: Calcio (del yogur)

<table>
<tr><td>Preferencia adicional:</td></tr>
<tr><td>Use diferentes frutas como mango picado, piña o kiwi para variar.</td></tr>
</table>

Rocíe chocolate negro derretido o mantequilla de nueces sobre el yogur antes de congelarlo para darle un toque extra.

Haga porciones individuales usando moldes pequeños para muffins en lugar de una bandeja para hornear.

¡Sé creativo con los aderezos! Use nueces picadas, semillas, coco rallado o incluso chispas.

BATIDO Y ZUMO

1. Jugo de zanahoria y remolacha con jengibre

Porciones: 1

Tiempo de preparación: 5 minutos

Ingredientes:

- 2 zanahorias medianas, picadas
- 1 remolacha mediana, pelada y picada
- 1/2 manzana, sin corazón y picada
- 1/2 pulgada de jengibre, pelado y picado
- 1/4 taza de agua (opcional)

Instrucciones:

- ➢ Lavar y picar todos los ingredientes.
- ➢ Introduzca los ingredientes en un exprimidor, alternando entre frutas/verduras más duras y más blandas.
- ➢ Agregue agua si es necesario para facilitar el exprimido.
- ➢ Beba inmediatamente para obtener el sabor más fresco.

Información Nutricional:

Calorías: 100-120

Proteína: 2-3g

Hidratos de carbono: 20-25g

Grasas: 1-2g

Fibra: 5-7g

Vitaminas: A, C (de zanahoria y remolacha)

Minerales: Potasio, Hierro (de remolacha)

Preferencia adicional:
Sustituya otras verduras como el apio, el pepino o las espinacas para variar.
Agregue un chorrito de limón para obtener un sabor más brillante.
Cuele el jugo si lo desea para obtener una textura más suave.
Si no es posible hacer jugos, mezcle los ingredientes con agua y cuele a través de una gasa para obtener una bebida similar.

2.   Batido potenciador de la inmunidad Berrylicious

Porciones: 1

Tiempo de preparación: 5 minutos

Ingredientes:

- 1 taza de bayas mixtas (frescas o congeladas)
- 1 taza de hojas de espinaca
- 1/2 plátano congelado
- 1/4 taza de yogur griego natural
- 1/4 taza de leche vegetal sin azúcar (avena, anacardo, etc.)
- 1 cucharada de semillas de chía
- 1/2 cucharadita de canela molida
- Cubitos de hielo (opcional)

Instrucciones:

➢ Licúa todos los ingredientes en una licuadora hasta que quede suave y cremoso.

➢ Agregue cubitos de hielo si lo desea para obtener una consistencia más espesa.

➢ ¡Disfrútalo de inmediato!

Información Nutricional:

Calorías: 300-350

Proteína: 15-20g

Hidratos de carbono: 45-50g

Grasas: 7-10g

Fibra: 8-10g

Vitaminas: A, C, E (de bayas y espinacas)

Minerales: Potasio, Manganeso (de bayas)

Preferencia adicional:
Use diferentes combinaciones de bayas como arándanos, frambuesas, fresas o cerezas.
Sustituya las espinacas por otras verduras como la col rizada o la lechuga romana.
Agregue una cucharada de proteína en polvo para obtener un impulso adicional de proteínas.
Rocíe con una cucharadita de miel o jarabe de arce para darle un toque de dulzura

3.   Batido Citrus Glow

Porciones: 1

Tiempo de preparación: 5 minutos

Ingredientes:

- 1/2 toronja mediana, pelada y cortada en rodajas
- 1/2 naranja, pelada y cortada en rodajas
- 1/2 taza de zanahorias pequeñas, picadas
- 1/2 pepino, pelado y picado
- 1 taza de agua
- 1/4 taza de hielo picado (opcional)

Instrucciones:

> Licúa todos los ingredientes en una licuadora hasta que quede suave.

> Agregue hielo picado si lo desea para una bebida más fría.

> ¡Disfrútalo de inmediato!

Información Nutricional:

Calorías: 150-200

Proteína: 2-3g

Hidratos de carbono: 25-30g

Grasas: 1-2g

Fibra: 3-5g

Vitaminas: A y C (de los cítricos)

Minerales: Potasio, Calcio (de naranja)

Preferencia adicional:
Sustituye el pomelo o la naranja por otras frutas cítricas como la piña o las mandarinas.
Agregue un puñado de espinacas o col rizada para obtener nutrientes adicionales.
Use jengibre fresco en lugar de zanahorias para darle un toque picante.
Rocíe con unas gotas de stevia líquida o extracto de fruta del monje para darle dulzura.

4.   Batido de calabaza

Porciones: 1

Tiempo de preparación: 5 minutos

Ingredientes:

- 1/2 taza de puré de calabaza enlatado
- 1 taza de hojas de espinaca
- 1/2 plátano congelado
- 1/4 taza de yogur griego natural
- 1/4 taza de leche vegetal sin azúcar (almendras, coco, etc.)
- 1 cucharada de semillas de calabaza
- 1/2 cucharadita de canela molida
- 1/4 cucharadita de jengibre molido
- Cubitos de hielo (opcional)

Instrucciones:

➢ Licúa todos los ingredientes en una licuadora hasta que quede suave y cremoso.

> Agregue cubitos de hielo si lo desea para obtener una consistencia más espesa.

> ¡Disfrútalo de inmediato!

Información Nutricional:

Calorías: 300-350

Proteína: 10-15g

Hidratos de carbono: 40-45g

Grasas: 5-7g

Fibra: 8-10g

Vitaminas: A, C, E (de calabaza y espinacas)

Minerales: Potasio, Magnesio (de semillas de calabaza)

Preferencia adicional:

Use calabaza fresca o congelada en lugar de puré de calabaza enlatado para obtener un sabor y una textura ligeramente diferentes.
Sustituya las espinacas por otras verduras como la col rizada o la lechuga romana.
Agregue una cucharada de proteína en polvo para obtener un impulso adicional de proteínas.
Rocíe con una cucharadita de miel o jarabe de arce para darle un toque de dulzura.

5. Jugo tropical al atardecer

Porciones: 1

Tiempo de preparación: 5 minutos

Ingredientes:

- 1/2 taza de trozos de piña pelados
- 1/2 mango, pelado y sin hueso
- 1/2 naranja, pelada y cortada en rodajas
- 1/4 taza de pimiento rojo, picado
- 1/4 taza de agua (opcional)

Instrucciones:

- Lavar y picar todos los ingredientes.
- Introduzca los ingredientes en un exprimidor, alternando entre frutas/verduras más duras y más blandas.
- Agregue agua si es necesario para facilitar el exprimido.

➤ Beba inmediatamente para obtener el sabor más fresco.

Información Nutricional:

Calorías: 100-120

Proteína: 2-3g

Hidratos de carbono: 20-25g

Grasas: 1-2g

Fibra: 3-5g

Vitaminas: A y C (de piña y mango)

Mincrales: Potasio, Manganeso (de piña)

Preferencia adicional:
Sustituye el mango por otras frutas tropicales como la papaya o el kiwi.

Agregue un chorrito de lima para obtener un sabor más brillante.
Cuele el jugo si lo desea para obtener una textura más suave.
Si no es posible hacer jugos, mezcle los ingredientes con agua y cuele a través de una gasa para obtener una bebida similar.

CONCLUSIÓN

Al pasar la última página de este libro de cocina, no es un adiós, sino un "hasta pronto" en su viaje hacia la satisfacción culinaria y la salud óptima. Las recetas de estas páginas fueron diseñadas no solo para ser deliciosas, sino también para ayudarlo a navegar por el mundo culinario con confianza y diversión.

Recuerde que no existe una solución única para comer sano durante y después del tratamiento contra el cáncer.

Este libro te ha dado un punto de partida, una mina de tesoros de ideas para despertar tu imaginación e inspirarte a cocinar con un propósito. Pero la verdadera satisfacción culinaria proviene de modificar estas recetas a sus preferencias específicas y adaptarlas a sus demandas cambiantes.

Acepte la flexibilidad de experimentar, sustituir y personalizar. Descubre el enorme universo de sabores y sensaciones que te esperan, inspirándote en diversas cocinas y tradiciones culturales.

Permite que tu cocina sea un refugio para las risas, las comidas compartidas y el simple placer de nutrir tu cuerpo con amor.

Sobre todo, recuerda que la comida es algo más que una simple fuente de energía; También es un arma potente para la salud en general. A medida que continúes en tu camino hacia la recuperación y la plenitud, que este libro se convierta en un compañero valioso, recordándote que cada bocado tomado con atención plena y agradecimiento contribuye a una persona más saludable y feliz.